COURS DE PARASITOLOGIE

Généralités et Grands Syndromes

Partie I

Avant propos :

Ce livre constitue la première partie de l'étude de la parasitologie médicale et contient les cours fondamentaux de cette discipline, toutes les informations figurant dans ce manuel sont récente et fiable rédigé par un docteur en parasitologie.

Publics cibles :

Ce manuel est destiné aux biologistes, au Médecins, Pharmaciens aux étudiants en Médecine et en Pharmacie aux techniciens de laboratoire et à tous les laborantins désirant renforcer leurs compétences et leurs acquis en parasitologie médicale.

Copyright :

Les droits d'auteur sont protégés.

Sommaire

Introduction à la parasitologie

    I.   Maladies parasitaires impact en santé humaine

    II.   Place des parasites parmi les agents infectieux

    III.   Principaux facteurs favorisant les parasitoses

Les techniques Coprologiques

    I.   Définition

    II.   Renseignements de l'examen coprologique

    III.   Préparation du malade à l'examen coprologique

    IV.   Prélèvement de la selle

    V.   Techniques de l'Examen Coprologique proprement dit

Introduction à la parasitologie

I. Maladies parasitaires impact en santé humaine :

   1. Pays en développement (pays tropicaux+++) : situation actuelle et tendance évolutives

Paludisme:
- \>300 millions de cas par an
- 2 millions de morts (enfants africains+++)
- \> 2 millions d'hommes soumis au risque
    ⇒ Problème essentiellement africain

Bilharziose:
- 200 millions de cas par an
- Développement (irrigation, barrage) = augmentation du réservoir Hôte intermédiaire(HI) = vecteurs), nouvelles épidémies

   2. Pays développés : situation actuelle et tendance évolutives

Toxoplasmose
- France 50 à 80% population adulte.
- Diminution, (modification des comportements alimentaires renforcement des mesures d'hygiènes)

Parasitoses tropicales

- Mondialisation : augmentation des échanges avec les zones d'endémie (profession, tourisme, travailleurs immigrés)
- Augmentation des cas (exemple du paludisme)

3. Emergence infections opportunistes

Déficit immunitaires

- SIDA
- Greffes d'organes
- Traitement : antinéoplasiques, corticothérapie..........

Parasitoses et mycoses opportunistes

- Toxoplasmose
- Pneumocystose
- Microsporidiose
- Candidoses, Aspergillose.........

II. Place des parasites parmi les agents infectieux ?

1. Définition

Parasite : Grec : parasitos vient de para, à coté et sitos, aliment.

Agent infectieux **eucaryotes** (animal, végétal ou fongique) qui au cours de son cycle de développement va, de façon **temporaire** ou **permanente,** se développer aux dépends d'un autre être vivant eucaryote appelé hôte : On les distingue donc des virus et des bactéries :

- Etre vivant, évoluant de façon temporaire ou constante à la surface (**ectoparasite**) ou à l'intérieure (**endoparasite**

tissulaire ou cavitaire) d'un autre être vivant aux dépens duquel il doit nécessairement édifier et entretenir sa propre substance.
- Il crée chez son hôte un état dommageable, mais n'entraine pas immédiatement et inéluctablement la mort de celui-ci, par opposition au prédateur

2. Les agents infectieux

Virus : Acaryotes
- Très petite taille : 30-300 mµ
- Sans élément nucléaires constitué
- ADN/ARN
- Capside : enveloppe protéique
- Multiplication : dans une cellule vivante par incorporation au génome

Bactéries : Procaryotes
- ADN linéaire monobrin
- Noyau sans membrane nucléaire, pas de mitochondries ni d'appareil de Golgi
- Pas de chromosome
- Pas de mitoses

Parasites : Eucaryotes
- ADN en chromosomes

- Cellule dont le matériel génétique est enfermé dans un noyau limité par la membrane nucléaire
- Cytosquelette
- Reproduction par mitose (cellule somatiques)
- Reproduction par méiose (cellules sexuelles)
- Mitochondries et appareil de golgi

3. Les associations possibles entre êtres vivants

Parasitisme : < qui mange à coté> préjudiciable : Association temporaire ou permanente de deux êtres vivants dont l'un, appelé parasite, se développe aux dépends de l'autre appelé hôte

- <u>Facultative ou accidentel</u> : larve de mouche évoluant sur une plaie et se nourrit de matière organique en décomposition
- <u>Obligatoire</u>
    - Temporaire (méroparasites) : tique fixée le temps du repas sanguin
    - Permanent (holoparasites) : pou inféodé au cuir chevelu.

Commensalisme : < Qui mange avec> association temporaire, souple, rarement obligatoire, bénéfique pour le commensal et sans inconvénient pour l'associé (Candida albicans dans la lumière intestinale de l'homme) ⇒ Neutre

Symbiose : < Qui vit avec> association obligatoire et permanente de 2 êtres vivants qui ne peut vivre l'un sans l'autre (Lichen= algue+ champignon) ⇒ Mutualiste = bénéfique **Epibiontisme :** Fixation d'un être vivant sur un autre être vivant, sans aucun échange entre les deux.

Phorésie : Transport d'un stade évolutif d'un être vivant par un autre être vivant, sans dommage pour le transporteur.

Ex : femelle de Dermatobia hominis, pond ses œufs sur un arthropode hématophage (mouche, moustique, acarien) qui les transporte vers un mammifère, sur la peau duquel, et après éclosion, les larves vivront obligatoirement en parasites

4. Aberration du parasitisme

Impasse parasitaire (erreur de l'hôte) : La forme infestante se trouve chez un hôte inhabituel. Elle n'atteindra jamais le stade adulte, mais peut générer un état pathologique transitoire (ex : syndrome de larva migrans)

Erratisme parasitaire (erreur de situation chez l'hôte définitif) : La forme adulte est achevée mais évolue dans un site inhabituel ou elle peut générer un état pathologique (ex : distomatose cérébrale à Fasciola hepatica, évoluant habituellement dans les canalicules biliaires).

Pseudo parasitisme : Découverte de larves coprophages d'éristale (mouche) à la surface d'une selle émise dans le milieu extérieure.

Faux parasites : Entomophobies- syndrome d'Ekbom chez les psychopathes (Voir cours pour la taxonomie)

5. Taxonomie :

La classification des êtres vivants repose sur un système hiérarchique, dont l'unité est le taxon et qui va du collectif à l'élémentaire.

REGNE	ANIMALIA	
SOUS REGNE	METAZOAIRES	
PHYLUM (Embranchement)	NEMATHELMINTHES	
SOUS PHYLUM	VERTEBRES	
SUPER CLASSE		EA
CLASSE	PHASMIDEA	MAMMIFERES
SOUS CLASSE		IA
ORDRE	SPIRURIDA	PRIMATES
SOUS ORDRE		INA
SUPER FAMILLE		OIDEA
FAMILLE	FILARIIDAE	HOMINIDES
Genus		
species		
	Wuchereria bancrofti	*Homo sapiens*

6. Nomenclature linnéenne

Chaque être vivant animal ou végétal est désigné selon la nomenclature linnéenne (ou binominale) : Nom du genre suivi du nom de l'espèce ; nom du genre avec majuscule, nom d'espèce en minuscule (Parfois suivi du non de l'auteur de la 1 ère description) Il est soit souligné dans le texte, soit en italique.

Ex :

- *Tænia solium*
- *Entamoeba schaudin*, 1903
- *Plasmodium sp*: espèce indéterminée
- *Plasmodium spp*: ensemble des espèces du genre.

7. Classification des parasites d'intérêt médicale

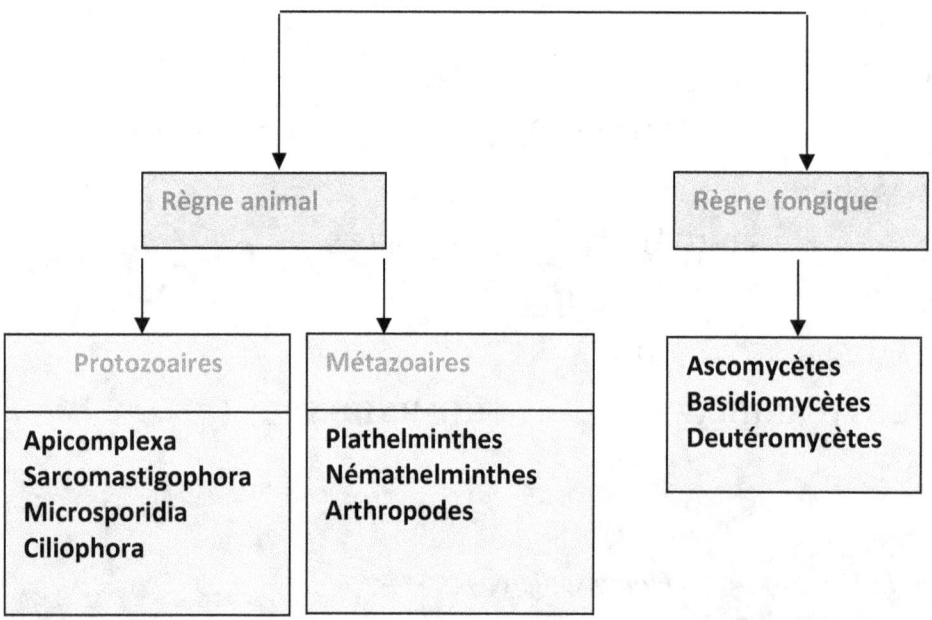

8. Types de parasites

Paraites externes= ectoparasitime

- Simple nuisants
- Vecteurs: parasitose- viroses

Parasites interne= endoparasitime

- Intracellulaire
- Intratissulaires
- Organes creux

9. Mode d'introduction dans l'organisme

Sa connaissance conditionne la mise en œuvre des moyens de protection:

- Contact direct (ectoparasite) : contact cuir chevelu à cuir chevelu
- Ingestion (voie digestive) : amibes, œufs d'helminthes
- Inhalation : spores de champignons
- Transcutanée : baignade dans l'eau douce (bilharziose)
- Contact vénérien : trichomonas vaginalis
- Transplacentaires : toxoplasme
- Piqure d'insecte : paludisme

10. Mode de sortie de l'organisme

Sa connaissance permet de préciser les modalités de l'examen parsitologique et conditionne les mesures de prophylaxie collective :

- Voie digestive : dissémination se fait par les selles
- Voie urinaire : bilharziose urinaire
- Voie aérienne
- Pas de voie de sortie : impasse parasitaire, trichinose, biopsie musculaire

11. Parasitoses

Zoonoses : affectant habituellement les animaux, mais pouvant éventuellement atteindre l'homme : distomatose hépatique

Anthropo-zoonoses : affectant indifféremment l'animal et l'homme : hydatidose

Anthroponoses : affectant uniquement l'homme : ascaridiose

12. Géographie et parasitoses

La répartition géographique (chorologie) des parasites est importante à considérer, elle permet d'orienter ou d'étayer la démarche diagnostic

L'aire de répartition dépend de divers facteurs :

Climat et écologie :

- Paludisme : anophèle à besoin d'eaux douce, stagnante non polluée
- Leishmaniose : grande foret amazonienne que vivent, se multiplient et se nourrissent les lutzomyia vecteurs de la leishmaniose du nouveau monde

- Présence ou non de l'hôte intermédiaire : pas de bilharziose urinaire en Amérique intertropicale car pas de Bulin

<u>Habitudes alimentaires</u>
- Tænia solium : absente dans les pays musulmans
- Distomatose hépatique : fréquente en France car consommateurs de cressons et pissenlits
- Autres douves humains : extrême –orient car consommateurs de poissons d'eau douce ou de crustacés peu cuits ou crus

<u>Niveau d'hygiène collective et individuelle :</u>
- Mise à disposition de l'eau potable
- Installation des égouts et épuration des eaux usées

<u>Pays d'élevage :</u>
- Mouton et proximité du chien de l'homme : hydatidose
- Porc : Cysticercose

13. Notions de < cycle parasitaire>

Cycle biologique évolutif : « Evolution de l'être vivant qui, parti de l'œuf, aboutit à l'œuf » Larousse du XXe siècle.

Cycle parasitaire : représente la suite inéluctable des **transformations**, qui se déroulent dans un **ordre précis**, avec ou sans passage dans le milieu extérieur et avec ou sans changement d'**hôte**, que doit subir un **parasite** pour qu'a partir d'un « œuf » d'une génération soit atteint « l'œuf » de la génération suivante

Le cycle évolutif en biologie fait intervenir 3 notions importantes :

Notion de cercle   Notion de temps   Notion de régulation

<u>La notion de cercle</u> fait intervenir : un circuit fermé entre différents partenaires

- L'agent pathogène
- un ou plusieurs hôtes intermédiaires
- +/- un vecteur
- un ou plusieurs hôtes définitifs

<u>La notion de temps</u> fait intervenir : L'existence de différentes phases de la maladie.

<u>La notion de régulation</u> fait intervenir :

- Des mécanismes d'ordre général (climatologiques, géologiques…..)
- Des mécanismes d'ordre individuel (sexe, âge, profession, ethnie….)
- Des interactions hôtes –parasites

Le cycle d'un parasite chez l'homme abouti à l'apparition de Syndrome pathologiques

<u>Généreux</u> : fièvre, anémie, hyper éosinophilie

<u>Viscéraux</u> : organes digestifs, peau, SNC, poumon, rate, rein

Notion de dynamisme évolutive : En général, plus un parasite est adapté à son hôte, moins il est pathogène.

14. Spécificité parasitaire

La spécificité : Somme de modifications anatomiques et physiologiques qu'a subi le parasite pour s'adapter aux conditions de vie que lui offre son hôte

- **Parasites sténoxènes** : spécificité étroite entre parasite et hôte : pou de l'homme
- **Parasites euryxènes** : spécificité relative, le parasite peut évoluer chez deux hôtes différents : Fasciola hepatica, atteint les herbivores et éventuellement l'homme

Corollaires :

- Un parasite < récent> n'est que peu ou pas spécifique alors qu'un parasite < Ancien> est très spécifique
- Plus un parasite est adapté à son hôte moins il est pathogène
- Plus le parasite s'adapte et plus son cycle tend à se simplifier.

15. Acteurs de l'épidémiologie parasitaires

Hôte définitif (HD)

- Hôte chez qui le parasite accompli sa fonction de reproduction, ou qui héberge les formes sexuées ou la forme adulte
- HD accidentel ou habituel (réservoir de parasite)

Hôte intermédiaire (H.I)

- Etre vivant (invertébré ou vertébré) chez lequel le parasite peut poursuivre son évolution : se transformer, se développer, se reproduire
- Héberge les formes immatures des parasites
- Parfois HI multiples et successifs
- HI passif ou actif (vecteur)
- Conditionne souvent la répartition géographique

<u>Réservoir du parasite</u> :
- Milieu biotique ou abiotique qui contribue à maintenir le parasite dans la nature
- Il peut être : Hôte définitif (HD) parasité, HI ou milieu extérieur

<u>Facteurs favorisant le contact homme- parasite</u>

Mode de transmission, réservoir, répartition géographique, éthologie du vecteur, profession, mœurs, habitudes alimentaires, climats, sexe, âge, hygiène, conditions de vie.

16. Importance de la connaissance du cycle parasitaire et les acteurs pour :

- La compréhension de la **physiopathologie** des parasites
- Le **diagnostic**
- La **thérapeutique** individuelle ou collective
- La **prophylaxie** individuelle ou collective

Exemples :

Cycle direct court : parasites monoxènes

oxyure

Amibes : direct : un seul hôte : court ; pas de passage obligatoire dans le milieu extérieur

Cycle direct long : parasites monoxènes

Ankylostomes : direct : un seul hôte : long : passage (maturation) obligatoire dans le milieu extérieur

Impasse parasitaire : ankylostome d'animaux

Blocage du cycle, les larves migrent sous la peau mais n'ont pas la capacité de compléter le cycle

Cycle indirect : parasites hétéroxènes

Taenias : cycle indirect ; nécessité d'un hôte intermédiaire pour compléter le cycle (hôte intermédiaire, hôte définitif)

Filarioses ; cycle indirect ; nécessité d'un hôte intermédiaire pour compléter le cycle (hôte intermédiaire, hôte définitif, vecteur)

17. La relation hôtes- parasites

<u>Action parasite vs l'hôte</u>

- Spoliatrice : anémie de Biemer (biotriocephalose : spoliation en vitamine b12)
- Mécanique (compression par le kyste hydatique)
- Irritative tissulaire : granulome bilharzien
- Irritative réflexe : toux de l'ascaridiose
- Allergique : onchocercose

- Traumatique et bactérifères (amibiase)
- Immunodépressives

Réaction hôte vs parasite

- Réaction cellulaire ou tissulaire : hyperéosinophilie, SMG (splénomégalie) dans le paludisme qui traduit la phagocytose des hématies.
- Réactions immunologiques : fabrication d'anticorps

III. **Principaux facteurs favorisant les parasitoses**

- Hygiène et traitement des effluents (péril fécal)
- Biologie vectorielle
- Relation hôte- vecteur
- Résistance des parasites et dispersion passive
- Facteurs socio-économique, culture et professionnel
- Résistance aux antiparasitaires

1. Hygiène et traitement des effluents (péril fécal)

C'est un facteur qui intervient dans toutes les parasitoses à dissémination fécale surtout à cycle direct court et direct long ; il consiste en :

- Elimination et traitement des déchets
- Protection des ressources d'eau
- Hygiène alimentaire

2. Résistance des parasites et dispersion passive

Exemple : cryptosporidium

L'émission d'oocyste très résistant dans les eaux de ruissellement, rivières, nappes phréatiques ou la mer entraine des conséquences suivantes :

- Contamination des moules par cryptosporidum
  - Uniquement sites proches des estuaires
  - Génotype bovin
- Epidémies due à la contamination des réserves d'eau
  - Épidémie de milwaukee : 400000 cas
  - En France : épidémie de 500 à 1000 cas en 2001 et 2002

Ceci nécessite une connaissance en hydrologie, hygiène alimentaire

3. Biologie vectorielle

La répartition du vecteur conditionne la répartition de la maladie :
Exemple : filariose à loa loa, uniquement en affriquée centrale car le vecteur (chrysops) n'existe que dans cette région.

4. Relation hôte vecteur

Le biotope du vecteur conditionne l'importance de la transmission à l'homme.

Exemple1 : Gites larvaires des moustiques, favorisés par certaines activités humaines, à proximités des habitations d'où l'importance de l'entomologie

Exemple 2: Foyer selvatique de leishmaniose : nombres de cas en fonction de l'éloignement du foyer de leishmaniose sauvage et de la distance de vol du vecteur

5. Facteurs socio-économiques, culturels et professionnels

Ce sont des facteurs favorisant le contact avec les formes infestantes et les biotopes des hôtes intermédiaires

6. Habitudes alimentaires

Exemple: Toxoplasmose et consommation de viande :

Kyste de *Toxoplasma gondii* dans un muscle strié= forme contaminante ⇒Détruite par la cuisson >65°C.

Les habitudes de cuisson de la viande explique :

- Forte prévalence de la toxoplasme en France
- Prévalence très faible en Angleterre, en Asie, variable à l'USA en fonction des groupes de population

7. Interactions multiples

Exemple : Construction de barrages et bilharziose : Modification hydrographique + développement de l'irrigation a favorisé l'implantation des mollusques hôtes intermédiaires de bilharziose et l'importation de novelles population associé à l'hygiène qui est insuffisante

8. Résistance aux antiparasitaires

Exemple : paludisme

Conclusion :

- Importance du cycle évolutif
- Acteurs épidémiologiques
- Modes d'introduction et de sortie de l'organisme
- Géographie des parasitoses

Les techniques Coprologiques

I. Définition :

La Coprologie parasitaire mis en évidence et identifie les parasites animaux et végétaux qui vivent dans le tube digestif (TD) de l'Homme et ayant les selles comme véhicule normal de leurs formes de dissémination dans le milieu extérieur.

Exemple : coprologique précis nécessite une collaboration étroite entre le Biologiste et le Médecin praticien, quand ce dernier prescrit l'examen, il doit avoir présent à l'esprit les 3 principes suivants:

- Chaque parasite n'est bien mis en évidence que par une technique qui lui est spécifiquement adaptée ⇒ Fournir au Biologiste les éléments d'orientation pour le choix des techniques:
    - Origine géographique du malade
    - L'essentiel des signes cliniques

- Les résultats des autres examens para cliniques pratiqués (NFS +)
- La notion d'une thérapeutique récente ou en cours.

En l'absence de ces données fondamentales, le Biologiste ne pourra faire qu'un examen sans valeur

- Un examen isolé dont le résultat est négatif n'a aucune valeur d'élimination.
- Le prélèvement doit être rapidement examiné.

Il découle de ces 2 derniers principes que:
- La prescription de 3 examens parasitologique des selles (EPS) à quelques jours d'intervalle (Non 3 jours successifs) après préparation correcte du patient, devrait être adoptée de façon systématique.
- La selle doit être émise au laboratoire, à chaque fois que cela est possible, l'usage des procédés de conservation n'est qu'un palliatif (si malade ne peut pas se déplacer).

II. Renseignements de l'examen coprologique

1- Aspect macroscopique des fèces:

Consistance : Teneur en eau et donc vitesse du transit intestinal.

Couleur : Abondance et qualité du flux biliaire.

Oxydation ou fermentation : +/- rapides.

Selles homogène ou hétérogène : Mucus, glaire, sang.

2- Aspect microscopique

- L'état de digestion des 3 classes des aliments.
- Présence et abondance de mucus, GR, GB, cellules épithéliales.
- présence de parasites animaux: œufs, larves, vers adultes, entiers (oxyure) ou en partie (anneaux de Taenia), kystes, trophozoïtes de protozoaires.
- Abondance relative de la flore mycosique / flore bactérienne

3- L'EPS n'est d'aucun secours dans les cas suivants:

- Quand l'intestin n'est pas la voie normale d'élimination des formes de dissémination du parasite (*Schistosoma haematobium* dans les urines, exceptionnelle dans les selles).
- Quand la ponte de l'helminthe se fait, non dans l'intestin, mais au niveau de la marge anale.
- Si le parasite est stérile ou immature, ne peut produire de forme de dissémination.
  - Parasitisme par un seul individu.
  - Infestation trop récente, parasite encore jeune pour se reproduire
  - Parasite d'une espèce animale (chien ou chat) égaré chez l'Homme (Syndrome Larva migrans en impasse dans l'organisme humain)
  - Prélèvement fait au cours d'une période - (phases coprologiquement muettes).

III. Préparation du malade à l'examen coprologique

De nombreux EPS sont faussement - car la préparation du patient est soit absente, incorrecte ou insuffisante.

Le labo doit fournir aux correspondants des imprimés portant toutes les instructions.

Les causes d'un EPS faussement négatifs sont multiples:

<u>Ingestion des médicaments opaques non résorbables</u>

Rend l'examen microscopique difficile ou impossible, il faut supprimer 3 jours avant :

- **Spécialités pharmaceutiques contenant** : Charbon végétal, sels Bismuth, Sels Mg, Sels Kaolin, benzonaphtol
- **Produits opaques pour examens Radiologiques**: Baryte
- **Substances grasses** : Huiles laxatives, suppositoires

<u>Ingestion des aliments laissant beaucoup de résidus :</u> à écarter 3 jours avant EPS :

- Légumes secs, pomme de terre, certaines céréales
- Légumes verts donnant de vastes lambeaux d'épithéliums foliaires (choux, salade cuite)
- Fruits à cuticule résistante (tomate, pêches, abricot)
- Fruits à graines nombreuses (fraises, figues+)
- Graines à enveloppes sclérifiées (son, pois, lentilles, haricots)

NB : Il faut prescrire un régime à faible résidus tel celui préconisé par GOIFFON:

« Pendant les 3 jours précédant le prélèvement, le malade suivra un régime composé de biscotte, de pâtes alimentaires, riz, œufs, laitage ».

IV. Prélèvement de la selle :

1- Au laboratoire:

C'est la condition idéale : le prélèvement doit :

- Etre récupéré dans un récipient propre, sec, transparent.
- Comporter la totalité de la selle.
- Comporter le nom, le prénom, et l'identifiant du patient.

2- En dehors du laboratoire:

A condition :

- Faire parvenir la selle dans les plus brefs délais (Protozoaires +).
- La selle ne doit pas se refroidir trop: envelopper dans un épais tampon de coton cardé.
- Une partie de la selle doit être fixée dès l'émission dans le MIF ou l'Alcool polyvinylique.

V. Techniques de l'Examen Coprologique proprement dit :

Cet EPS doit comporter obligatoirement :

- L'examen direct entre lame et lamelle d'un étalement mince de selle fraîche
- L'examen après une concentration par 2 méthodes de routine choisies selon le contexte clinique en faveur d'une parasitose précise.

1- Examen Direct :

a. Intérêt:

- Recherche et Identification du Parasite.
- Donne le diagnostic de certitude.
- Renseigne sur l'intensité du parasitisme.
- Thérapeutique: Choix et suivi du traitement.
- Epidémiologique: Incidence, prévalence.

b. Recommandations:

- Eviter l'ingestion des médicaments et des alimentations qui peuvent fausser EPS
- Vérifier que les selles ne sont pas mélangées aux urines
- Respecter les conditions concernant le récipient
- Pour plus de précaution: recommander la défécation au laboratoire
- Réactiver la défécation on utilisant une méthode de purgation du patient

Répéter les EPS

c. Préparations:

Prélèvement: Prélever quelque milligramme de selles en superficiel et en profondeur et à différents endroits en privilégiant les zones faites de sang, mucus ou glaire.

Préparation des lames :

Préparer 2 lames couvertes de lamelle soit par :

- Etalement de selle non diluées pour les selles fluides ou glairo-sanguinolentes
- Etalement des selles diluées pour les selles fermes jusqu'avoir un mélange homogène
- Etalement des selles dans de l'eau du robinet (Hypotonique + traces d'Hypochlorite) pour différencier entre kystes de *Blastocystis* détruits, ceux d'Amibes non et différencier entre les FV de l'amibe dysentérique de celles des autres amibes de même taille (*Dientamoeba fragilis et Pseudolimax butchlii*) qui seront lysés rapidement

<u>Examen directe soigneux :</u> Permet de mettre en évidence la plupart des parasites et d'étudier le caractère de mobilité des formes végétatives protozoaires.

L'étude microscopique comporte toujours deux temps:

- Parcourir méthodiquement toute la surface de la lamelle à l'aide de l'objectif 10 pour repérage des éléments suspects.
- Observer au fort grossissement à sec: analyser les parties les plus minces de l'étalement et examiner 50 à 100 champs si protozoaires de petite taille sont rares.

⇒ Objectif à immersion ne sert qu'aux diagnostics difficiles

d. Examen microscopique direct standard :

Comporte les examens suivant :

- Examen direct en solution isotonique (NaCl 9 ‰)

  Avantage:

- Examen direct en solution de Lugol double (2%)

  Avantage :

  Inconvénient:

- Examen direct en solution d'Eosine à 1%
- Dilution en Eau distillée ou de Robinet

  e. **Examen microscopique direct après colorations spéciales des parasites**

<u>Intérêt:</u>

Préciser la morphologie d'un protozoaire permettant un diagnostic de l'espèce.

Recherche spécifique d'un parasite : ex: Cryptosporidium

<u>Coloration en Tube</u>

Merthiolate- Iode- Formol (MIF) (Techque de Sapero, Lawless et Strome) permet de

- Fixer immédiatement les formes végétatives et des kystes
- Colorer le cytoplasme en rouge clair, la membrane nucléaire en rouge foncé et la chromatine reste incolore (visible par réfringence)
- Conserver l'échantillon plusieurs mois voire quelque années en boites obscures.

Coloration au Cristal violet de Bailenger : réalisée en tube ou sur lame

- Nécessite une lecture instantanée
- Colore le cytoplasme en rose, la chromatine noire. Cette coloration reste stable plusieurs jours.

Coloration sur lame

Coloration à l'Hématoxyline ferrique

Cette technique de référence a permis de décrire les protozoaires, son principe est la coloration régressive qui comporte les étapes suivant : Le mordançage et la surcoloration (imprégnation excessive des structures par le colorant) sont suivis d'une décoloration (enlèvement du colorant des structures qui le retiennent le moins)

Elle permet des visualiser les structures des formes végétatives et des kystes (membrane, corps chromatoïde, bactéries et hématies phagocytées, chromatine nucléaire) colorées en noir.

Coloration à l'AVP- Trichrome : (Alcool polyVinyl)

Coloration au Noir Chlorazol de Kohn

Permet de colorer les:

- Trophozoïtes en gris avec des noyaux bien nets
- Kystes en bleu pâle avec des noyaux bien nets

Coloration de Ziehl Neelson modifiée

- Elle permet de recherche de Cryptosporidies et met en évidence le caractère acido-alcoolo-résistant du parasite : Oocystes
- Elle est effectuée sur des frottis minces ou sur du surnageant provenant après concentration selon Technique *Janeckso Urbanyi*
- Elle utilise les réactifs suivant : Fushine phéniquée, Acide sulfurique, Vert de Malachite (contre colorant)
- On obtient le parasite coloré en rouge sur fond vert.

Coloration pour la Recherche de Microsporidies

Permet de mettre en évidence des Spores d'Enterocytozoon :

- Coloration au Trichrome +++ : Spores rouges à l'immersion,
- Coloration par MGG: Lecture difficile
- Coloration à l'Auramine : Microscope Fluorescent
- Utilisation d'Anticorps monoclonaux : Microscope Fluorescent

Technique de KATO

C'est une méthode d'éclaircissement des selles qui permet de mettre en évidence des œufs dans une préparation de selles rendue translucide par la solution de Glycérine-vert de Malachite.

On obtient des débris fécaux colorés par la stércobiline vont être décolorés puis colorés en vert et les œufs gardent leur coloration d'origine: marron

2- Techniques de concentrations des parasites

C'est des techniques par lesquelles, on essaie à partir d'une quantité de selles d'obtenir le maximum de parasites dans un faible volume, elles permettent de mettre en évidence des œufs, larves, kystes voire des formes végétatives fixés après élimination des résidus de la digestion.

Leur principe est basé sur les différences de Densité et d'affinité entre les Résidus et les Parasites recherchés.

C'est techniques sont classées en :
- Méthodes physiques
- Méthodes physico-chimiques
- Méthodes combinées

Le choix de la Technique est fonction: élément parasitaire recherché, origine géographique, la clinique, éosinophilie, aspect et consistance des selles.

a. Techniques physiques

Dites encore Techniques monophasiques:

Elles reposent sur la différence de densité entre le Parasite et le Solvant

- Elément Parasitaire d > d Solvant : Sédimentation (Naturelle ou Accélérée)
- Elément Parasitaire d < d Solvant : Flottaison ou flottation (Naturelle/Accélérée)

Avantage: simple, non coûteuse, matériel rudimentaire, permet une étude épidémiologique: examen en série

Inconvenient: non applicable aux protozoaires (Solutions hypertoniques)

Sédimentation :

Sédimentation Simple

Intérêt: recommander pour les larves d'Anguillules et les œufs d'Ascaris non fécondé

Inconvénients: Les cellules végétales sédimentent aussi vite que les paras (Présence de certains résidus)

Mode opératoire : +/- 20 g selles diluées / 500 ml eau de robinet dans un verre à pied

      Laisser décanter pendant 1 Heure

      Rejeter le surnageant

      Sédiment est remis en suspension / autre eau

      Renouveler plusieurs fois jusqu'à obtention d'un surnageant clair.

      On peut gagner du temps par des centrifugations lentes

      Examiner le culot

Technique de Faust et Ingalls

Réalisée en utilisant l'eau glycérinée (Eau + Glycérine à 0,5%), elle permet d'augmenter la mouillabilité qui facilite la sédimentation des parasites : larves Anguillules, Œufs d'Ascaris non fécondés et œufs de *Schistosoma mansoni*.

Technique de Baroody et Most

Sédimentation - centrifugation

Eau de robinet chauffée à 42°C:

Flottation :

Mis en évidence des œufs

Principe: Une dilution des selles avec des liquides plus denses fait que les œufs (ayant une coque qui les protège pendant un certain temps de la pénétration de ces liquides) vont flotter en surface tandis que les résidus plus lourds ou ceux qui s'imprègnent rapidement tombent au fond du tube.

Inconvénients: non valable pour les œufs à clapets, les larves déformés et protozoaires (formes végétatives éclatées, kystes déformés)

- **Technique de Willis:** Na Cl à 25%.
- **Technique de Faust simplifiée :** Sulfate de Zinc à 33%.
- **Technique de Janeckso Urbanyi :** Solution Iodo Mercurate de Potassium, cette technique permet de mettre en évidence de tous les œufs et aussi les kystes de Giardia, sauf pour les kystes Amibes que deviennent altérés et plissés

b. Les techniques physicochimiques :

Dites encore Méthodes Diphasiques

Principe:

C'est la concentration des parasites qui découle de la présence de 2 phases non miscibles: aqueuse et organique mettant en œuvre un coefficient de partage.

Résultats: 4 couches

- Couche superficielle: éthérée contenant graisses diverses (souvent colorée en jaune).
- Couche épaisse: gâteau fécal t débris, bactéries
- Couche aqueuse : contenant éléments hydrosolubles (eau sale)
- Culot : contenant les parasites. Il doit être petit voire indiscernable à l'œil nu. A remettre en suspension dans de l'eau physiologique et à examiner au microscope.

Technique de Bailenger :

- Technique de routine, universelle
- Liquide de dilution est un tampon Acéto-acétique à pH = 5 (Acétate de Na + Acide acétique)
- pH à ajuster par Acide acétique / Soude diluée
- Phase organique = Ether
- Avantage: Recherche Œufs et kystes

Technique de Blagg, Mansour, Khalaf +++

- Méthode du MIF enrichissement.
- Utilise la solution du MIF + Ether:

- Avantage: met en évidence tous les Parasites, et aussi Œufs de Schistosomes et Kystes de *Dientamoeba fragilis*

Technique de Ritchie simplifiée

- Selles diluées directement dans l'eau physiologique + formol à 10%. Ensuite ajouter à volume égal de l'ether.
- Avantage: Peut-être utilisée sur selles conservées formolées, collectées donc pour enquête épidémiologique
- Inconvénients: Culot épais

Technique de Thebault:

Acide Trichloracétique, eau et formol.

Excellente technique de concentration des kystes de protozoaires

Remarque:

- **Parmi les meilleures techniques dites « Universelles », sont conseillées la méthode de Bailenger et celle de Ritchie modifiée en raison de leur efficacité et simplicité de mise en œuvre.**
- **Moralité: En pratique courante, il faut choisir 2 techniques complémentaires exemples: Bailenger standard associée à une technique qui concentre le parasite rechercher**

c. Technique combinées :

En combinant la flottation et les méthodes diphasiques, on obtient d'excellents résultats.

3- Techniques spéciales

a. Numération des œufs:

Intérêt:

- Pouvoir mesure l'importance d'une infestation: Nombre des œufs dans les selles est généralement proportionnel au nombre de vers.
- Apprécier les possibilités de retentissement physiologique des parasitoses.
- Evaluer l'efficacité thérapeutique.
- Chiffrer les enquêtes épidémiologiques.

Résultats:

Exprimer en Nombre d'œufs / Gramme de selles Pâteuses

Si selles ont une autre consistance, corriger:

- Selles solides : X 0,5
- Selles semi-liquides : X 1,5
- Selles liquides : X 2

Méthode de Kato

20 mg de selles : Nombre obtenu x 50 = Nombre Œufs / gramme de selle

Méthode de Stoll

4 g selles / récipient jaugé de 60 ml + soude à 4% jusqu'au trait de jauge

Prélever 0, 15 ml du mélange

$$N = n \times 60 / 0{,}15 \times 4$$

b. Extraction des Parasites:

Méthode de Baermann et lee:

- Recherche des larves d'Anguillules et d'Ankylostomes
- Anguillules éliminées dans les selles au stade larvaire = L. Rhabditoïde (LR)
- Ancylostoma et Necator au stade œuf mais, si on tarde à les mettre en évidence, ces œufs peuvent éclore et donner la LR.
- Caractéristique de ces LR: Hydrotropisme + et Thermotropisme +

Méthode de Carneri:

Recherche de *Balantidium coli*

La seule différence avec la Technique Baermann: Eau doit être tamponnée à pH 7,2

c. Scotch-test: ou Test de Graham:

Oxyurose et taeniasisme

d. Tubage duodénal:

Parasites duodénaux et œufs Douves éliminées dans la bile.

Utilisation du liquide d'aspiration duodénal:

- Examen direct d'une goutte pour recherche de Giardia.
- Décantation quelque heures puis, centrifugation et examiner le culot pour rechercher œufs Douves, Ascaris, Ankylostomidés, œufs ou larves d'Anguillules.

- Frottis pour recherche Cryptosporidies, Microsporidies.

Entéro-test :

Recherche de *Giardia* et larves d'Anguillules.

4- Culture des selles ou coproculture

En Protozoologie:

Milieu de Dobell et laidlaw

En Protozoologie (Coccidies):

En Hélminthologie:

- Coproculture sur papier Buvard en Boîte de pétri
- Coproculture sur papier Buvard en Tube à essai
- Coproculture sur Charbon de bois : Méthode de Ho-Thi-sang:

Résultats des 3 méthodes de culture des Helminthes (Nématodes) :

Au 2ème jour = 48 H : Larve Rhabditoide (LR) Ankylostome ou LStrongyloïde Infestante (Cycle direct)

Au 3ème et 4ème Jour: LS Ankylostome et Anguillule ; Adultes M et F Anguillule (cycle indirect long)

Au 8ème jour : LS 2 infestante (cycle long) et LES Ankylostome

Après : Persistance uniquement des LES Ankylostome qui résistent.

www.ingramcontent.com/pod-product-compliance
Lightning Source LLC
Chambersburg PA
CBHW081623220526
45468CB00010B/3000